JASMIN SCHÖNBERG

1, 2, 3 ... vegan

Kurz und knackig informiert

Verlag 3.0

Jasmin Schönberg
1, 2, 3 … vegan. Kurz und knackig informiert
Ratgeber für die vegane Lebensweise

ISBN Print: 978-3-95667-075-6 Edition BUCH+eBook
ISBN eBooks: 978-3-95667-076-3 ePub
978-3-95667-077-0 mobi

Sollten Sie Fragen oder Anregungen haben, können Sie gerne eine E-Mail senden an service@verlag30.de

Lektorat:
Monika Holstein | http://www.monika-holstein.de

Illustrationen und Umschlagbild:
Markus Erkens |www.sinneinheit.de

Umschlaggestaltung, Satz & Layout:
Sonja Löffelhardt | www.lloedesign.de

eBook-Erstellung:
Gerd Schulz-Pilath | datamorgana@mac.com

Printed in EU

Bibliografische Information der Deutschen Nationalbibliothek
Die Deutsche Nationalbibliothek verzeichnet diese Publikation in der Deutschen Nationalbibliografie; detaillierte bibliografische Daten sind im Internet über http://dnb.dnb.de abrufbar.

Für dich, Yann!

Für dich, Eve:
Du bist einfach die Beste!

Für dich, Pa:
Danke, dass ich immer auf deine Unterstützung bauen kann!

INHALT

Teil II:

EINFÜHRUNG

Du bist wild entschlossen, vegan zu leben – nur weißt du nicht so richtig, wie du starten sollst? Gerade am Anfang kommen viele Fragen auf: Was kann ich denn überhaupt noch essen? Wo finde ich geeignete Produkte? Oder interessiert dich die Thematik ganz einfach und du wolltest schon immer mal wissen, was es eigentlich genau bedeutet, vegan zu leben? Vielleicht möchtest du dich auch aus gesundheitlichen Gründen rein pflanzlich ernähren. Dann ist dieses Büchlein genau die richtige Starthilfe für dich!

Vegan zu leben bedeutet vor allem, dass man den Konsum von sämtlichen Produkten, die direkt oder indirekt von einem Tier stammen, ablehnt. Viele Veganer achten darauf, dass sie auch sonst nicht an der Ausbeutung von Lebewesen oder der Umwelt beteiligt sind. Sie lehnen es beispielsweise ab, dass Tierversuche für gekaufte Produkte durchgeführt werden.

Matthias Claudius hat es so schön gesagt:
„Die Freiheit besteht darin, dass man alles tun kann, was einem anderen nicht schadet.“

Es wird hier weniger Überzeugungsarbeit geleistet, dafür gibt es zahlreiche andere gute Bücher. Schließlich hat es ja bei dir auch schon ‚klick‘ gemacht und du bist neugierig auf die Praxis veganer Lebenskunst. Dieser Vegan-Ratgeber wird dir die ersten Schritte in die vegane Lebensweise erleichtern.

Wenn du einzelne Themen vertiefen möchtest (zum Beispiel Rezeptvorschläge), findest du in diesem Ratgeber zahlreiche Buch-, Internet- oder andere weiterführende Tipps. Um alles so einfach zu machen wie das vegane Leben selbst, gebe ich dir hier kurz und knapp einen ersten Überblick darüber, was alles zum Vegan-Sein gehört.

Fangen wir am besten gleich an!

Teil 1

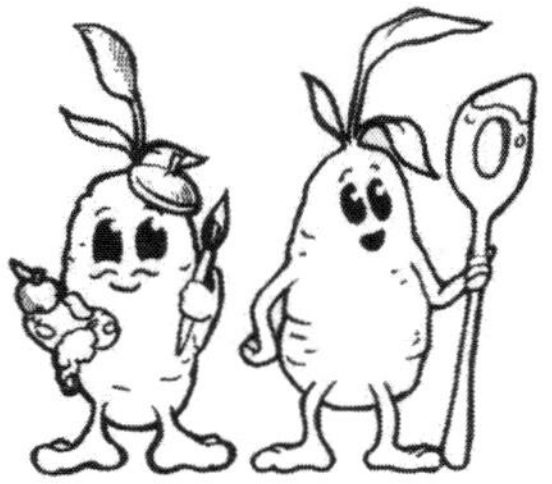

Vegane EssKunst

VEGANE FLEISCH- UND FISCHPRODUKTE

Falls du ohnehin schon auf Fleisch & Co. verzichtest, überspringe diesen Abschnitt einfach. Wenn du bislang Fleisch und Fisch gerne mochtest, dann ersetze beides durch die vielen köstlichen und nahrhaften veganen Fleisch-, Wurst- und Fischalternativen auf Soja-, Weizen-, Lupinen-, Gemüse- und Algenbasis. Hier eine kleine Auswahl der Köstlichkeiten:

Seitan-, Lupinen- oder Tofuwürste in allen Variationen – Wiener Würstchen, verschiedene Sorten von Brat- und Grillwürstchen mit Curry-, Rauch-, Chili- oder Käsearoma, Rostbratwürstchen, feurig scharfe Sombreros, Hot Dogs, Snack-Würstchen, Weißwürste, Bockwürste, Currywürste, Salamiwürste und viele andere mehr.

Tofu ist langweilig? Mittlerweile gibt es eine Vielfalt von leckeren Sorten für jeden Geschmack zu kaufen: Ob Gemüse- und Haselnuss-Tofu, Kräuter-, Natur- oder Oriental-Tofu, Geschmacksrichtungen von süß-sauer bis geräuchert, ob mariniert oder mit Champignon, Algen, Mandel, Sesam – für jeden sollte etwas dabei sein! Es macht auch Spaß, sich seinen Natur-Tofu ganz kreativ (zum Beispiel mit frischen Kräutern) selbst zu marinieren.

Ein reichhaltiges Sortiment von Aufschnitten und Aufstrichen gibt es auch in rein pflanzlicher Form: Salami, Fleischwurst, Lyoner, Mortadella, Schinken, Fleischsalat, Mett, Zwiebelschmalz, Champignon- oder Shiitake-Streichcremes beziehungsweise -pasteten (schmecken wie Leberwurst) und entsprechende Teewurstprodukte stellen leckere Alternativen dar.

Auf Braten musst du nicht verzichten, sie sind auch in veganer Form verfügbar: Roll-, Hack- oder Pilzbraten und viele andere Variationen sorgen für Abwechslung auf dem Tisch.

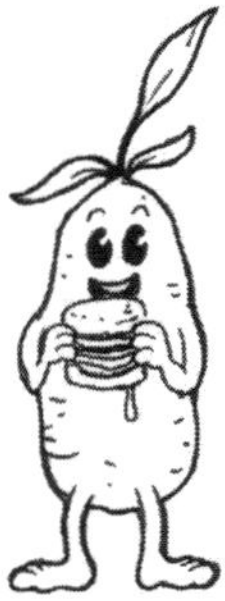

In den Regalen des Fachhandels findest du vegane Burger und Bratlinge, Frikadellen, Nuggets, Hähnchenschenkel, Brathähnchen und Fertiggerichte wie beispielsweise

Champignon- oder Jägerragout, Bolognese-Sauce, Curry, Geschnetzeltes, Erbsen-, Bohnen-, Kartoffel- oder Linseneintopf, Gulasch, Pfannengerichte, Gyros, Ravioli oder die klassische Salamipizza.

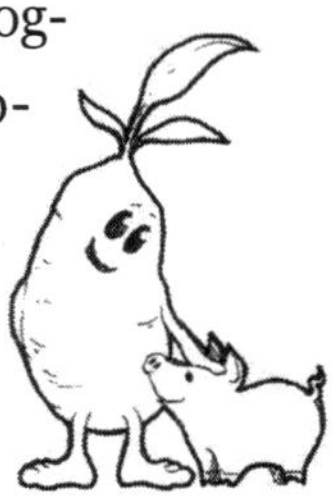

Es sieht mancher verständlicherweise kritisch, dass ein veganes ‚Hähnchen' auch so genannt wird. Würde man jedoch ganz neue Namen für die veganen Produkte erfinden, so wüsste anfangs niemand, was damit gemeint ist und welchen Geschmack man zu erwarten hat.

Wenn du bislang Hackfleisch benutzt hast, dann verwendest du ab jetzt am besten Sojagranulat (es wird in trockener Form auch als ‚Sojaschnetzel' oder ‚Sojaflocken' angeboten). Eingeweicht in Gemüsebrühe (die die Fleischbrühe ab sofort ersetzt) lässt du es abtropfen, brätst es in der Pfanne an und würzt es anschließend so wie du es gerne magst. So lassen sich wunderbar Bolognese-Saucen, Chilis oder andere Hackgerichte zaubern. Wie bei der Verarbeitung von Fleisch kommt es auch hier immer auf die richtige Zubereitung und das optimale Würzen an.

Zum Braten oder Grillen lassen sich aus Seitan, Tempeh oder auch aus Sojamasse wunderbare Steaks oder Schnitzel kreieren. Grillen geht auch vegan! Seitan ist ein Produkt aus Weizeneiweiß, dem Protein aus dem entsprechenden Mehl. Du kaufst Seitan entweder als fertiges Produkt, kannst es aber auch komplett selbst herstellen. Abgepacktes Gluten-Mehl lässt sich ebenfalls entsprechend weiterverarbeiten. Im Internet kannst du dir unter ‚Seitan selbst herstellen' auf zahlreichen Seiten genau anschauen, wie das im Einzelnen geht. Tempeh ist ein sehr schmackhaftes fermentiertes Sojaprodukt, das genau wie Seitan eine sehr feste Konsistenz hat.

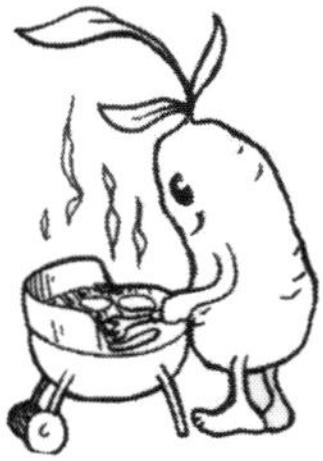

Selbst auf Fischprodukte musst du nicht verzichten: Fischstäbchen, Garnelen, Fischfilets, Fischsteaks, Scampis, Tintenfischringe, Thunfisch und so weiter bekommst du auch in rein pflanzlicher Form. Fischalternativen erhalten meist mit Hilfe von Algen ihren fischtypischen Geschmack. In größeren Supermärkten gibt es sogar veganen Kaviar aus Algen in kleinen Gläschen.

Viele dieser Produte – erfreulicherweise mit steigender Tendenz – findest du mittlerweile im normalen

Discounter oder im Super- beziehungsweise Drogeriemarkt. Bioladen oder Reformhaus sind natürlich auch immer eine gute Bezugsquelle. Vielleicht hast du sogar das Glück, dass in deiner Stadt schon ein veganer Supermarkt eröffnet hat. Allerdings sollte man bei Einkäufen vorsichtshalber immer die Zutatenliste überprüfen, da in Fleischalternativen oft Ei oder Milch versteckt sind. Die Produkte, die du im Geschäft nicht findest, lassen sich meist problemlos im Internet bestellen.

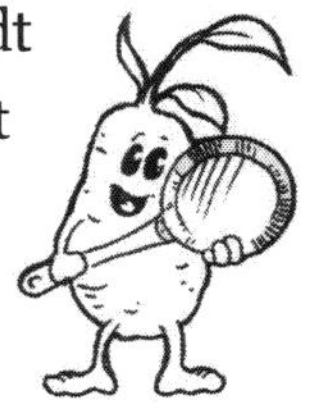

Generell ist es hilfreich, ein ähnliches Produkt zu probieren, wenn du mal eines erwischst, das dir nicht schmeckt. Es gibt oft große Geschmacksunterschiede!

ALTERNATIVEN ZU MILCHPRODUKTEN

Wenn dich der Gedanke beunruhigt, dass du auf alles verzichten kannst, aber nicht auf deine tägliche Milch, deinen geliebten Käse oder den Lieblingsjoghurt, dann kannst du ganz beruhigt sein, denn es gibt für alles Ersatz! Schauen wir uns erst einmal die Milchalternativen an.

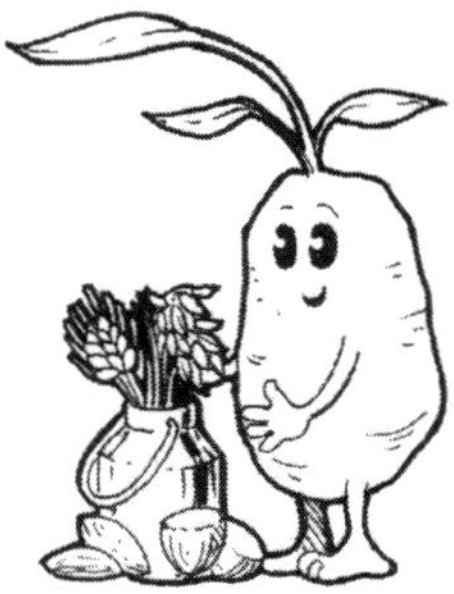

Das Tolle an der mittlerweile angebotenen Riesenauswahl von Pflanzen-‚Milch' ist, dass ganz bestimmt für jeden Geschmack etwas dabei sein wird.

Am besten erhältlich sind momentan Soja-, Reis-, Hafer-, Haselnuss- und Mandeldrinks sowie Kokosmilch. Die ersten beiden gibt es mittlerweile in fast jedem Discounter oder Supermarkt von unterschiedlichen Herstellern. Die Sojadrinks erhältst du oft auch in diversen Geschmacksrichtungen wie zum Beispiel Schoko, Vanille, Erdbeere, Banane, Cappuccino, Macchiato oder Chai. Dass diese Getränke in der Regel etwas teurer sind als die Kuhmilchprodukte, liegt ganz einfach daran, dass die Kuhmilch mit 7 % besteuert wird und die Pflanzenmilch bedauerlicherweise noch mit 19 %.

Wenn du es gern außergewöhnlich magst, dann probiere doch einfach mal Quinoa-, Amaranth-, Dinkel- oder Paranuss-, Macadamia-, Walnuss-, Pekannuss-,

Hanf-, Sesam-, Sonnenblumenkern- oder Buchweizenmilch aus und genieße das neue geschmackliche Spektrum!

Nicht alle Sorten kannst du im Einzelhandel beziehen, aber sie lassen sich natürlich online bestellen. Im Internet findest du auch Anleitungen zur eigenen Herstellung verschiedener Milchalternativen.

Ob pur, zum Backen, Kochen, im Müsli oder in deinem Kaffee – Pflanzenmilch kannst du wie normale Milch verwenden. Sie lässt sich übrigens in vielen Fällen auch wunderbar aufschäumen.

Auch hier gilt, wie bei allen anderen Produkten: Nicht gleich aufgeben wenn die erste Sorte nicht wirklich schmeckt. Das kann bei einem alternativen Produkt schon völlig anders sein.

Du suchst einen Butter-Ersatz? Halte Ausschau nach veganer Butter oder einer Pflanzenmargarine, in der sich keine tierlichen Zutaten verstecken. Und dann ab aufs Brot, in den Kuchenteig oder in die Pfanne!

Magst du es gerne sahnig? Dann greif doch nächstes Mal zu Soja-, Hafer-, Dinkel- oder Reis-Sahne zum

Kochen. Soja-, Reis- und Kokos-Sprüh- oder Schlagsahne gibt es als leckere Varianten teilweise schon in größeren Supermärkten zu kaufen. So lassen sich alle möglichen Gerichte, Soßen, Dressings, Kuchen und Torten verfeinern oder verzieren.

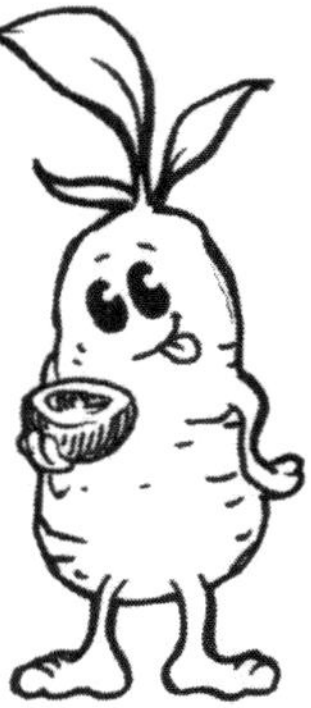

Auch Joghurt-Fans können erfreulicherweise aus einem rasch wachsenden Angebot auswählen. Wir finden Soja-Joghurt pur (der ungesüßte eignet sich herrlich für Zaziki, Kräuterjoghurt oder Salatdressings) oder mit leckerem Fruchtgeschmack oft schon im Supermarkt vor Ort. Mit einem Joghurtbereiter selbstgemacht schmeckt er vielen am allerbesten. Das geht kinderleicht und ist zudem auch noch preiswert.

Soja-Pudding, meist in den Sorten Vanille oder Schoko, bereichert das Angebot in den Kühlregalen. Du kannst dich auch für das normale, meist rein pflanzliche Puddingpulver entscheiden. Bei der Zubereitung ersetzt du die Milch ganz einfach durch deine Lieblings-Pflanzenmilch.

Quark gelingt mit Hilfe von Seidentofu (der weicher ist als normale Tofu-Blöcke) und Sojajoghurt. Ob süß oder deftig – erlaube deiner Fantasie und Experimentierfreude alles!

Bioläden, vegane Einkaufsmärkte, Reformhäuser oder der Vegan-Versand bieten veganen Käse an. Mittlerweile haben aber auch Supermärkte auf die steigende Nachfrage reagiert: Zum Beispiel findest du Hart- und Streichkäse, Parmesan und auch Käse zum Überbacken in den Kühlregalen. Diejenigen unter euch, die Käse lieber selbst herstellen möchten, finden hierzu im Anhang eine großartige Buchempfehlung (‚Käse veganese. Milchfreie Alternativen zur Käseküche' von Heike Kügler-Anger).

Mein Tipp: Käsegeschmack und die typisch sämige Konsistenz in Eintöpfen, Suppen oder anderen Gerichten lassen sich gut durch eingestreute Hefeflocken aus dem Bioladen erzielen.

Viele Veganer berichten, dass sich ihr Geschmack im Laufe der Zeit verändert hat. Manche müssen sich zunächst an die neuen, bislang fremden Geschmäcker und Gerüche (zum Beispiel an den von Soja) anpassen und finden diese zunächst sehr ungewohnt. Nach einiger Zeit haben sich die Geschmackszellen in der Regel daran gewöhnt, dass ausschließlich pflanzliche Lebensmittel auf der Zunge landen und sie wollen dann mit Sicherheit nichts anderes mehr schmecken!

Manche Dinge, die zu Beginn der Umstellung noch als unverzichtbar galten, geraten einfach in Vergessenheit und mit der Zeit hat man schließlich gar kein Verlangen mehr danach. Vielleicht liegt das einfach an der äußerst vielfältigen Auswahl von Produkten, die inzwischen auf dem Speiseplan steht.

Das Schöne bei der Umstellung ist, dass man viele neue, spannende Sachen entdeckt, für die man vorher gar keine Augen hatte oder mit denen man nichts anzufangen wusste.

DIE STELLVERTRETER FÜRS EI

Wusstest du eigentlich schon, dass du dir um einen zu hohen Cholesterinspiegel nun wahrscheinlich keine Sorgen mehr machen musst? Denn Cholesterin ist nur in Tierprodukten zu finden!

Beim Kuchenbacken kommt es ganz darauf an, wie dein Kuchen werden soll. Leicht und fluffig? Dicht und fest? Für die fluffige Variante – wie bei frischen Muffins beispielsweise – kannst du Ei-Ersatz aus dem Bioladen oder Reformhaus, Speisestärke oder Backpulver verwenden. Für die festere Form, zum Beispiel bei der Zubereitung von Keksen, versetzt du Sojamehl mit etwas Wasser oder du mischst Apfelmus, alternativ zerdrückte Bananen (etwa 1 Banane pro Ei) oder gemahlene Leinsamen unter dein Rezept.

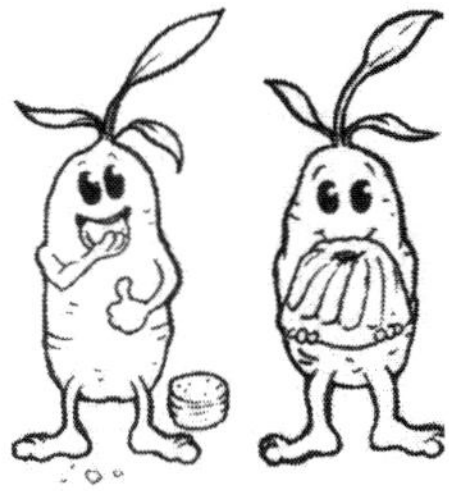

In so manchem Teig kann das Ei auch einfach ganz weggelassen werden, beim Knetteig beispielsweise funktioniert das sehr gut.

Für viele Speisen eignen sich zerdrückte Avocados gut als Ersatz. Bei der Zubereitung von Bratlingen kannst du es mit Haferflocken probieren, wenn du sonst Ei zum Binden verwendet hast.

Zum Panieren benutzt du am besten ebenfalls die Sojamehl-Wasser-Mischung. Auch für einen Pfannkuchenteig nimmst du als Ei-Ersatz Stärke oder Sojamehl – ein echter Alleskönner!

Gerade auch bei Nudel- und Mehlspeisen solltest du immer die Zutatenliste auf eventuell enthaltene

Eier überprüfen. Reine Hartweizen-Nudeln oder -Spätzle schmecken prima und es macht Spaß, das reichhaltige Sortiment auszuprobieren.

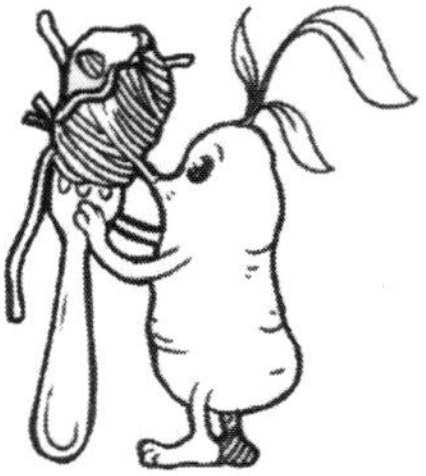

‚Rührei vegan' bietet eine Vielzahl toller Rezepte und es lohnt ein Blick dazu ins Internet. Ein Mix aus kleingedrücktem Tofu und Seidentofu ist meist die Basis, kombiniert mit einer Prise Kurkuma (für die gelbliche Farbe), Gewürzen und Kräutern. Am aufregendsten sind erfahrungsgemäß immer noch eigene Rezeptideen. Wie sieht dein veganes Rührei aus?

Ein klassisches Ei-Brot lässt sich übrigens wunderbar aus kleingedrückter Avocado zaubern, wenn du Kala Namak (ein nach Ei schmeckendes Schwarzsalz aus der indischen Küche) darauf streust. Du wirst verblüfft sein, wie sehr es geschmacklich dem Original ähnelt!

Wer auf Mayonnaise nicht verzichten möchte, wird in Reformhäusern auch schmackhafte Varianten ohne Ei finden. Selbstgemachte ‚vegane Mayo' schmeckt aber auch klasse. Sie lässt sich im Handumdrehen mit wenigen Zutaten zaubern und ist deutlich günstiger als gekaufte.

VOM UMGANG MIT BIENENPRODUKTEN

Da auch der Honig vom Tier stammt, ersetzen konsequente Veganer diesen ohne geschmackliche Einbußen durch Agavendicksaft oder den Sirup von Ahorn, Zuckerrübe, von Karamell und wahlweise auch Reis. Honig-Ersatz aus Löwenzahn, Apfel- oder Birnenkraut, Cremes mit Honigaroma, spanische Mandelcreme mit Marzipan-Note aus Zucker und Mandeln runden das Spektrum auf interessante Weise ab.

Bienenwachs, Bienenpollen und Propolis sollten im Sinne veganer Lebenskunst ebenfalls sinnvoll ersetzt werden. Ob als Kerze, in Kosmetikartikeln oder in Lebensmitteln – achte auch hier möglichst auf eine konsequente Haltung.

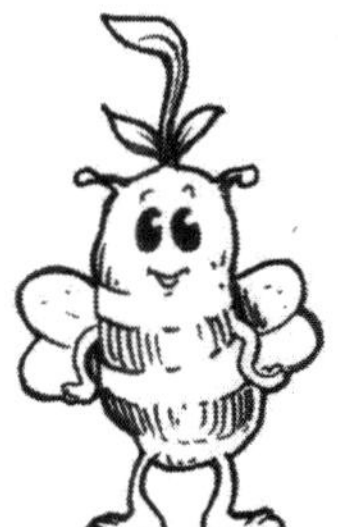

VEGANE GETRÄNKE, WEINE UND ESSIGE

Was kann denn an Getränken oder Essig ‚unvegan' sein? Vielen ist nicht bekannt, dass diese Flüssigkeiten oft mit Hilfe von Gelatine oder anderen tierlichen Stoffen (zum Beispiel mit Eiklar oder Hausenblase) geklärt und damit geschönt werden. Bei naturtrüben Säften und Essigen ist die Wahrscheinlichkeit zwar schon höher, dass das Produkt vegan ist, aber ganz sicher kannst du nur mit einer Produktanfrage beim Hersteller gehen, oder wenn du in verlässlichen veganen Produkt-Datenbanken nachschaust. Selbst beim Kauf eines Weines in Bio-Qualität heißt es leider noch lange nicht, dass dieser auch wirklich vegan ist. Denn es kann immer sein, dass er mit Bio-Gelatine geschönt wurde.

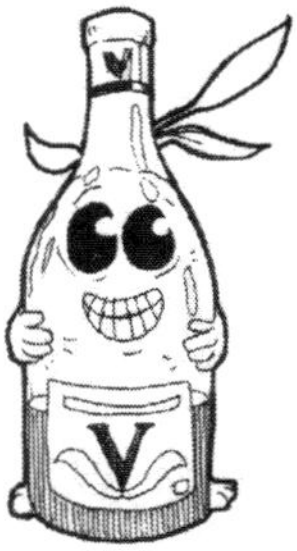

Selbst die meisten handelsüblichen Etiketten (nicht nur bei Getränken!) werden übrigens mit Hilfe von tierlichen Stoffen, wie zum Beispiel Kasein (ein Kuhmilch-Bestandteil), auf die Behälter geklebt. Wenn du es also ganz genau nimmst, müsstest du dich auch danach bei den Herstellern erkundigen.

DAS VEGANE SÜSSIGKEITEN – PARADIES

Keine Sorge, du kannst auch als Veganer weiterhin naschen! Auf ein paar Dinge solltest du allerdings achten, denn in deinem Schnökerkram sollten vor allem folgende Zutaten nicht enthalten sein: Milch, Joghurt, Butter, Ei oder Honig. Diese und die folgenden Substanzen sind hier oft versteckt, es lohnt also immer ein prüfender Blick auf die Zutatenliste der Verpackungen:

Gelatine ist in vielen Süßigkeiten enthalten und wird meist aus Schweineschwarten, Tierknochen und -häuten hergestellt.

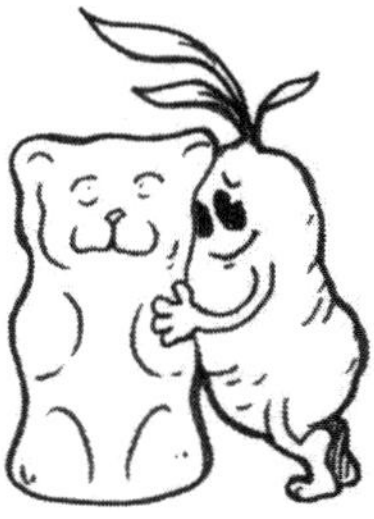

Echtes Karmin (auch *Cochenille* oder *E 120* genannt): Das sind getrocknete Scharlach-Schildläuse, die rot färben.

Schellack, ebenfalls ein Produkt aus Läusen, bringt z.B. Bonbons zum Glänzen. Tarnt sich manchmal unter dem Namen *E 904*.

Echtes Bienenwachs (E 901) wird oft als Überzugs- und Trennmittel verwendet, damit die Süßigkeiten in der Tüte glänzen und nicht zusammenkleben.

Bei Schokoladen kannst du in vielen Fällen nach dunklen Sorten (ohne Kuhmilch) greifen. Gerade bei Kakao und auch bei anderen Produkten aus dem Ausland (beispielsweise Bananen, Kaffee, Tee, Orangen, Gewürze) sollte man dringend darauf achten, dass diese fair gehandelt sind. Kinderarbeit oder Hungerlöhne sollte schließlich niemand unterstützen!

Gummibärchen gibt es in Bioläden oft auch in Varianten ohne Gelatine oder Bienenwachs zu kaufen. Ebenso wirst du Kekse in veganer Form finden. Nach einiger Zeit kennst du deine Lieblingsprodukte und das anfangs doch manchmal lästige Überprüfen der Zutatenlisten fällt mehr und mehr weg.

Agartine, auch Agar Agar genannt, ist ein tolles Geliermittel für Süßspeisen und Torten, eignet sich aber auch gut für deftige Sülzen. Abgepackt findest Du es in der Regel in größeren Supermärkten.

Wenn du so richtig im veganen Süßigkeiten-Paradies schwelgen magst, dann wage mal einen Blick in einen der vielen Vegan-Online-Shops. Da findest du einfach alles! Bonbons, Fruchtgummis, Lakritz, Kaugummi, Schokolade (auch weiße), Pralinen, Konfekt, Marshmallows, Backwaren, Kekse, Riegel, Desserts und vieles mehr.

VEGANE EIS-VIELFALT

Viele Geschäfte haben sich bereits mit veganem Soja, Frucht-, Nuss-, Wasser- und Lupinen-Eis in ihren Truhen bevorratet. Es gibt die tollsten Sorten: Eis am Stiel, Eiscremes, Waffel-, Becher-, Frucht- oder Wassereis in vielen Geschmacksrichtungen machen Lust auf mehr.

Immer mehr Eisdielen bieten auch rein pflanzliches Eis an, vor allem Fruchteis-Sorten laden zum Probieren ein. Gezieltes Nachfragen lohnt immer und macht Sinn, denn generell gilt: Wenn der Bedarf da ist, kommt oft auch schnell das entsprechende Angebot.

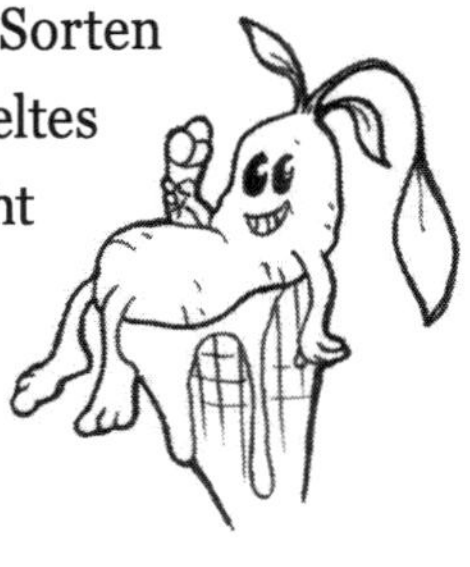

Zurück zum Eis! In den Eisdielen sind die Waffeln nicht immer rein pflanzlich. Auch hier kannst du dich erkundigen. Entscheide dich sonst einfach für einen Becher oder bring deine eigene Waffel mit – dein konstruktiver Beitrag zur Vermeidung von Müll.

Eis selbst herzustellen ist natürlich auch eine tolle Möglichkeit, sich seine Wunsch-Sorte zu kreieren – und es macht Spaß! Wenn du Wert auf Bio-Qualität legst, ist das Selbermachen sowieso immer der beste Weg, denn so weißt du genau, was wirklich drin ist.

AUSGEWOGENE ERNÄHRUNG

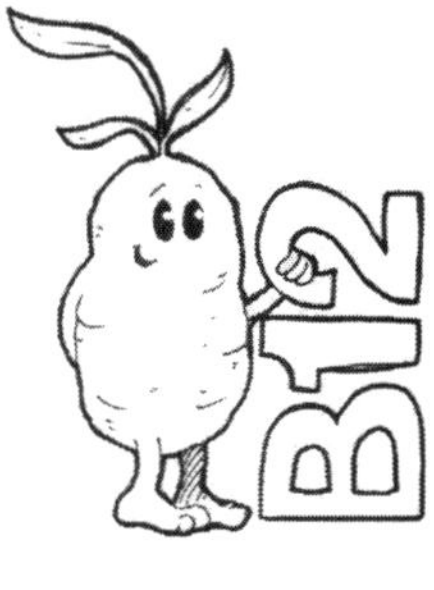

Auch wenn die vegane Ernährungsform nachweislich sehr gesund ist, solltest du natürlich auf eine ausgewogene und möglichst vollwertige Ernährung achten. Auch Veganer könnten sich theoretisch höchst ungesund ernähren oder unter Mangelerscheinungen leiden – vor allem, wenn sie zu einseitig oder aber zu viele fettige und süße Dinge essen.

Vitamin B_{12} ist auf jeden Fall ein wichtiges Thema, mit dem du dich auseinandersetzen solltest. Dieses Vitamin kann nicht vom Körper selbst hergestellt werden und kommt nur in tierlichen Produkten vor. Man kann Vitamin B_{12}-Tabletten einnehmen, auch manche Produkte, beispielsweise die Sojamilch oder Cornflakes, sind bereits damit angereichert. Am besten lässt du dich ohnehin regelmäßig beim Arzt durchchecken.

Ansonsten können alle wichtigen Nährstoffe nachweislich in jedem Lebensalter problemlos aus pflanzlichen Lebensmitteln aufgenommen werden.

ZUTATENLISTEN

Sieht man die Zutatenlisten durch, wird einem oft ganz schwindelig. Zu viele E-Nummern, nicht weiter definierte Aromen und verwirrende, endlos lange oder unbekannte Namen, die kaum Aufschluss geben über die tatsächliche Herkunft einer Substanz. Das Ganze meist noch gedruckt in so kleiner Schrift, dass man ohne Lupe nicht wirklich zurechtkommt.

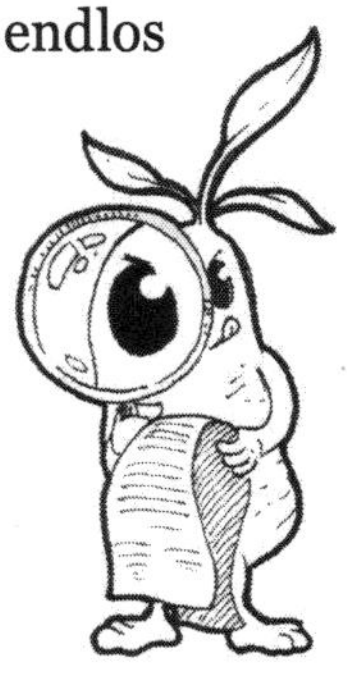

Hier ein paar E-Nummern, die auf jeden Fall tierlicher Herkunft sind:

E 120 Echtes Karmin
E 542 Essbare Knochenphosphate – hergestellt aus Tierknochen
E 631 Dinatriumosinat (Geschmacksverstärker)
E 901 Echtes Bienenwachs (weiß und gelb)
E 904 Schellack
E 913 Wollwachs (Lanolin)
E 966 Lactit (Milchzuckerprodukt)
E 1105 Lysozym (Produkt aus Hühner-Eiklar)

Bist du dir unsicher, lass das Produkt lieber erst mal liegen und überprüfe zu Hause, was alles enthalten ist.

Zahlreiche Listen, in denen alle E-Nummern aufgeschlüsselt werden, findest du im Internet – zum Beispiel unter:

www.aid.de/downloads/e_nummern_zusatzstoffe_liste_1135_2014.pdf

Eine Produktanfrage ist allerdings der sicherste Weg. Hier schreibst du der Firma eine kurze Mail oder einen Brief und fragst an, ob das Produkt für Veganer geeignet ist. Übrigens: Je mehr frische Produkte auf deinem Speiseplan stehen, desto unkomplizierter und auch gesünder wird das Ganze natürlich!

Der Zusatz ‚Es können Spuren von Milch, Ei ... enthalten sein', den man oft auf Verpackungen findet, bedeutet in der Regel, dass in dem gleichen Betrieb auch Produkte mit Milch oder Ei hergestellt werden. Es ist also nicht auszuschließen, dass durch den Produktionsprozess Spuren davon am Lebensmittel zu finden sind. Ob dir das Produkt in dem Fall vegan erscheint oder nicht, musst du letztendlich selbst entscheiden. Jeder setzt sich im Laufe der Zeit seine eigenen Grenzen. Und naturgemäß scheiden sich die Geister an so manchem Punkt. Ist es für den einen in Ordnung, lästige Zecken oder Mücken zu töten, so würden andere das hingegen niemals tun. Wichtig ist und bleibt die Erkenntnis, dass es wohl niemals möglich sein wird, 100 % vegan zu leben.

Hier noch ein paar Dinge oder Stoffe, die nicht – beziehungsweise eventuell nicht – vegan sind:

Aromen (zum Beispiel Fleischextrakte bei Chips o.ä.)
Borsten (Achtung bei Pinseln jeglicher Art!)
Chitin
Elfenbein
Filz
Ghee (Butter-Reinfett)
Hufe

Horn
Kollagen
Korallen
Lab
Laktose
Lecithine (nicht immer aus Sojabohnen hergestellt)
Moschus
Nerz-Öl
Pergament (wird oft aus Tierhaut hergestellt)
Perlen
Rosshaar
Schwamm
Talg
Tran
Vitamin D (kann aus Wollfett gewonnen werden)

Die Liste ist nicht vollständig. Weniger gebräuchliche Namen sind hier nicht aufgeführt.

Mit der veganen EssKunst hast du schon viel für dich und deine Gesundheit, für die Tiere und deine Umwelt bewegt. Dich interessiert, was du über das bewusste Essen hinaus noch tun kannst? Ich zeige dir im zweiten Teil weitere interessante Aspekte und viele Tipps, die dir die Umstellung auf das vegane Leben erleichtern können.

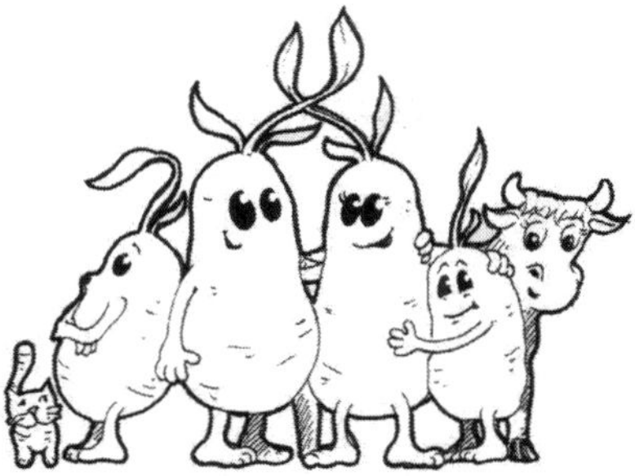

TIERVERSUCHSFREIE PRODUKTE

Vor allem beim Kauf von Kosmetikartikeln, Wasch- und Putzmitteln, Klebern, Farben, Medikamenten und Haarfärbungen solltest du darauf achten, dass für diese Produkte (oder deren Bestandteile) keine Tierversuche durchgeführt wurden. Zusätzlich überprüfst du (wie auch bei den Lebensmitteln) dass keine Zutaten tierlichen Ursprungs – wie beispielsweise Milch oder Honig – enthalten sind. Konventionelle Produkte sind in der Regel nicht vegan. Größere Drogerieketten bieten meist eine eigene Naturkosmetikserie an. Viele dieser Artikel tragen die Vegan-Blume oder andere Vegan-Kennzeichnungen. Zahlreiche andere Produkte – oft sind es auch günstigere Eigenmarken – sind ebenfalls vegan, aber nicht als solche gekennzeichnet. Hier hilft wieder nur das gern empfohlene Nachhaken. Fragt

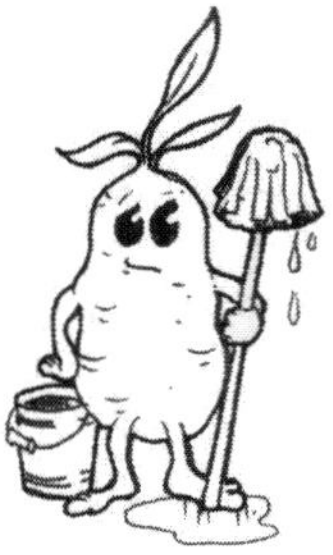

man bei Drogeriemärkten an, welche ihrer Produkte sich für Veganer eignen, erhält man oft eine aktuelle Auflistung aller Produkte, die in Frage kommen. Das ist dann eine echte Orientierungshilfe beim Kauf der oben aufgeführten Produkte. Vegane Versandhäuser bieten auch in diesem Bereich eine erfreulich gute Auswahl an.

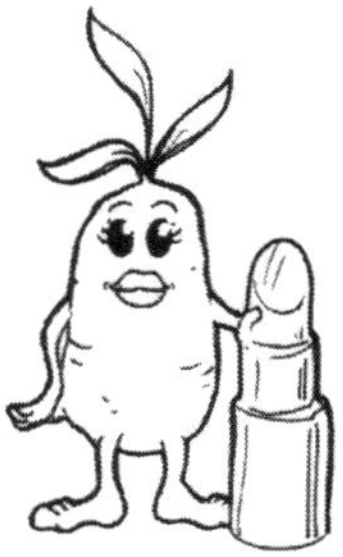

Für Zigaretten werden übrigens auch oft Tierversuche durchgeführt. Da immer neue Zusatzstoffe beigemischt werden, testen viele Hersteller diese beispielsweise an Hunden.

LEDER, PELZ, SEIDE, DAUNEN UND WOLLE

Auch bei der Auswahl der Kleidung ersetzen Veganer alles, was vom Tier stammt, durch Materialien pflanzlicher oder synthetischer Herkunft.

Achte bei Schuhen darauf, dass nichts aus Leder verarbeitet wurde. Das Leder-Zeichen gibt meist Auskunft darüber – erkundige dich aber sicherheitshalber auch bei den Verkäufern. Sie können dich beraten und dir auch Schuhe ohne Leder zeigen. Genauso verhält es sich bei Taschen, Geldbörsen, Möbeln und vielen anderen Gebrauchsgegenständen. Häufig sind auch die Kleber, die unter anderem für die Herstellung von Schuhen verwendet wurden, nicht vegan. Ganz sicher kannst du also nur gehen, wenn du Schuhe kaufst, die tatsächlich als vegan gekennzeichnet sind.

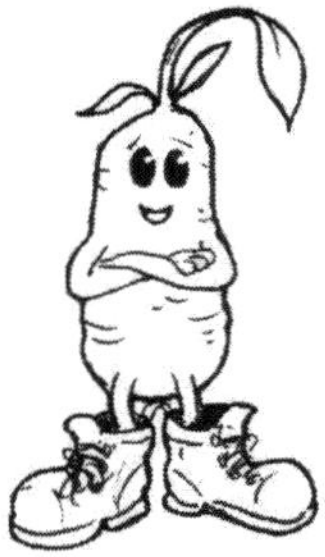

Selbstverständlich gehören Pelze nicht in den Kleiderschrank eines Veganers, und zwar weder als Mantel noch als Verzierung an Jacken, Taschen, Schuhen oder Accessoires.

Seide – das ist vielen nicht bekannt – stammt von Raupen, die lebendig in ihrem Kokon gekocht werden. Also lassen wir auch davon lieber die Finger und halten Ausschau nach anderen schönen Textilfasern rein pflanzlicher Natur. Hier haben wir z.B. Polyester, Nylon, Mikrofasern, Seidenbaumwolle (auch Kapok genannt) oder auch Kunstseide.

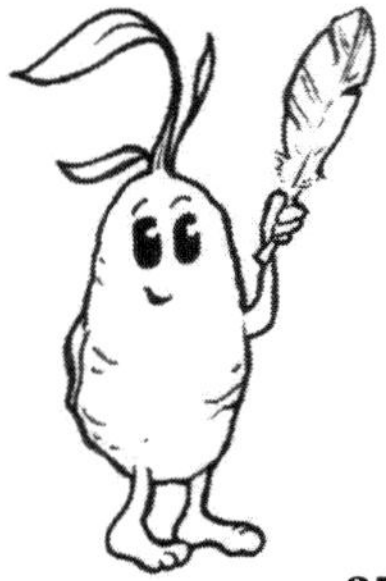

Da Enten und Gänse für die Produktion von Daunen und anderweitig verwerteten Federn enorm leiden müssen, entscheiden wir uns ganz klar gegen Daunenjacken, Daunenkissen und -decken sowie andere Dinge, die Federn enthalten.

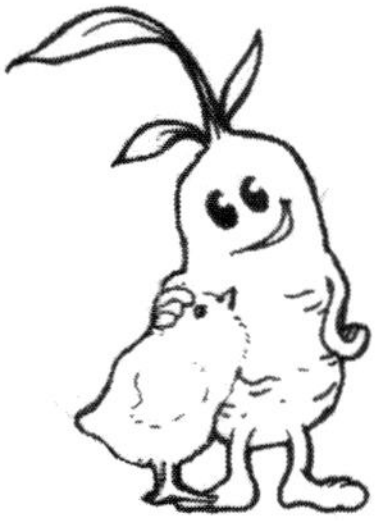

Der Verbraucher hat schließlich die Macht – es ist wichtig, sich das immer wieder zu vergegenwärtigen. Wenn niemand mehr diese Produkte kauft, dann werden sie auch nicht mehr produziert. Eigentlich ganz einfach. Synthetik-Füllstoffe halten uns ebenso kuschelig warm!

Ähnlich verhält es sich mit Schurwolle und anderen Tierhaaren wie zum Beispiel Angora, Cashmere und Mohair. Ersetze sie durch Baumwolle, Polyestervlies, Baumwollflanell und andere tierfreundliche Fasern.

Überlege dir, ob du das, was noch in deinen Schränken hängt und aus Tiermaterialien besteht, noch auftragen möchtest, oder ob du mit dem Thema komplett abschließen willst. Im letzteren Fall gibst du die Sachen am besten an einen Second Hand Laden weiter.

ZOO, TIERZIRKUS, DELPHINARIEN, STIERKAMPF – NEIN DANKE!

Der Gedanke, dass niemand Andere um des eigenen Vorteils willen leiden lassen sollte, erstreckt sich auf die verschiedensten Bereiche des Lebens. Da artgerecht immer nur die Freiheit sein kann, sind vor allem Zoos und Tierparks, Zirkusse mit Tieren, Hunde- und Pferderennen, Ponyreiten, Delphinarien, Stierkämpfe und alle Jagdveranstaltungen natürlich mehr als kritisch zu sehen. Sie sollten daher auch nicht unterstützt werden. Auch hier gilt: Wenn keiner mehr hingehen würde, gäbe es diese oftmals eher traurigen Orte nicht mehr.

Viele sagen, sie würden wegen ihrer Kinder in den Zoo oder in den Zirkus gehen. Aber gerade Kinder sind sehr verständnisvoll, wenn man ihnen von den Hintergründen der eigenen Überzeugungen erzählt. Meist möchten die Kleinen dann von sich aus gar nicht

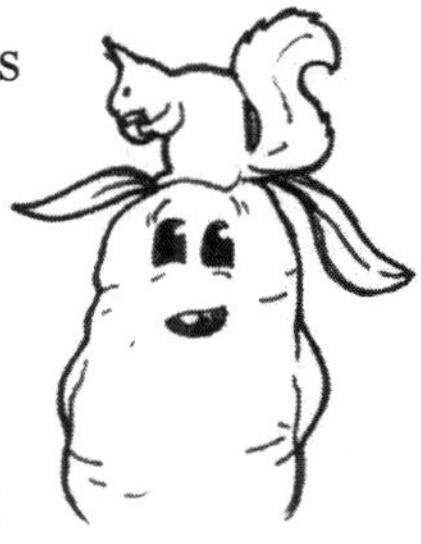

mehr dort hingehen, da sie Tierquälerei nicht unterstützen möchten.

Abgesehen davon gibt es viele schöne Alternativen. Zeige deinem Kind immer wieder die heimischen Tiere in der Natur. Exotischere Lebewesen kann man gemeinsam mit dem Nachwuchs etwa in Tierfilmen, schönen Büchern oder im Urlaub erkunden. Eine gute Gelegenheit, weitere Arten kennenzulernen!

Unterstütze lieber Zirkusse und Freizeitparks, die ganz ohne Tiere auskommen und die gerade deswegen eine fantastische Unterhaltung anbieten

NACHHALTIGKEIT

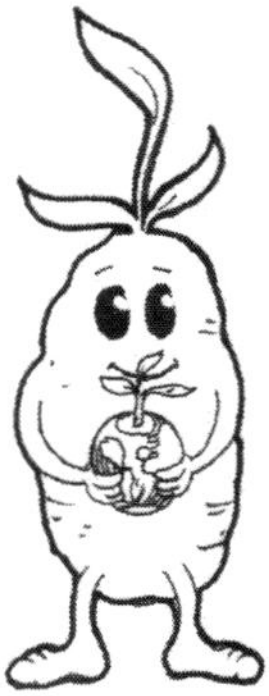

Viele Veganer versuchen, ethisch so korrekt wie möglich zu leben. Sie achten verstärkt auf die Nachhaltigkeit der Produkte, die sie kaufen. Regionale Erzeuger zu unterstützen ist sinvoll, ebenso darauf zu achten, woher die Zutaten kommen und wo das

Produkt hergestellt wurde. Beim Kauf von Bio-Produkten trägst du zusätzlich zum Schutz der Umwelt bei.

In Einzelfällen lohnt im Hinblick auf Nachhaltigkeit ein kritischer Blick. Am Beispiel Palmöl werden diese Zusammenhänge sehr deutlich. Für die Errichtung von neuen Palmölplantagen werden großflächig Regenwälder abgeholzt und somit auch wertvolle Lebensräume für viele Menschen und zahlreiche Tierarten zerstört. Palmöl wird mittlerweile in vielen Produkten verarbeitet. Damit wir es nicht gleich merken, wird es oft auch nur als ‚Pflanzenöl' oder ‚Pflanzenfett' bezeichnet. Du findest es sowohl in Lebensmitteln als auch in Kosmetika. Es empfiehlt sich also, entweder gar keine Palmöl-Produkte zu kaufen oder nachzufragen, ob diese nachhaltig hergestellt wurden.

Bei Sojaprodukten verhält es sich ähnlich. Du achtest am besten darauf, dass du sie in Bio-Qualität kaufst, denn dann kommen die Sojabohnen mit großer Wahrscheinlichkeit nicht aus Regenwaldgebieten, sondern vorrangig aus Deutschland, Österreich, Italien, Frankreich oder aus Kanada. Um sicher gehen zu können, bleibt meist auch hier nur eine Anfrage beim Hersteller zu deinen Lieblingsprodukten.

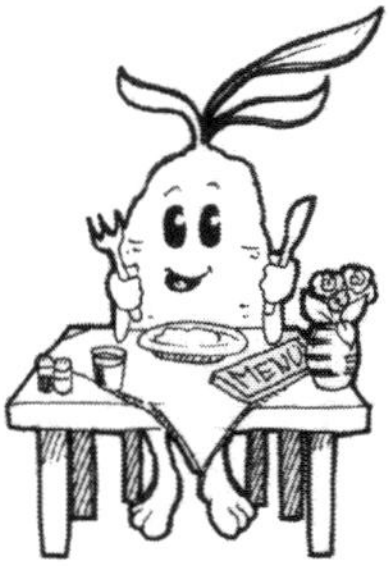

RESTAURANTS UND CAFÉS

Mehr und mehr Cafés bieten ihre Heißgetränke bereits optional mit Pflanzenmilch an. Einfach mal darauf achten und immer schön nachfragen, denn auch hier gilt: die Nachfrage steuert das Angebot!

Gehst du gerne essen? Dann recherchiere ein wenig im Internet, ob es in deiner Stadt bereits vegane Restaurants gibt. Empfehlenswert ist hier besonders der ausführliche Ratgeber ‚Vegan: Essen Einkaufen Reisen' von Ron Meyer (siehe: Literaturempfehlungen).

In größeren Städten wie etwa in Berlin ist die Auswahl inzwischen sehr groß. Ansonsten bieten vegetarische Restaurants meist auch etwas für Veganer an. Zumindest darfst du hier erwarten, nicht auf vollkommene Unwissenheit zu stoßen.

In jedem Fall ist es lohnenswert, sich von veganen Kochprofis mal so richtig verwöhnen zu lassen. Meist kann man sich anfangs gar nicht vorstellen, bei einer veganen Ernährung weiterhin wunderbare Geschmackserlebnisse zu haben und im Endeffekt auf gar nichts verzichten zu müssen. In einem guten veganen Restaurant kannst du mit Genuss erfahren, was in der veganen Küche alles möglich ist.

In den meisten Restaurants ist das Wort ‚vegan' leider oft noch ein Fremdwort und du kannst nicht sicher gehen, dass wirklich das Richtige auf deinem Teller landet. Entscheide für dich selbst, ob du überhaupt in nicht-veganen Restaurants essen möchtest. Du kannst in der Regel nicht ausschließen, dass dein Essen in der Küche mit Fleisch oder anderen Tierprodukten in Berührung kommt. Es ist höchst unwahrscheinlich, dass es in der Restaurantküche gesonderte Schneidebretter, Pfannen oder Töpfe für rein pflanzliche Produkte gibt.

Wenn du dich jedoch dafür entscheidest dort zu essen, solltest du versuchen herauszufinden, welche Gerichte für dich in Frage kommen könnten. Der dezente Hinweis auf eine Milchallergie kann hier manchmal durchaus hilfreich sein. Beim Pizzeria-Besuch kannst du dir die Pizza auch problemlos ohne Käse bestellen, denn mit reichlich Gemüse-Belag schmeckt sie meist super. Sei kreativ: Warum nicht einfach den veganen Pizza-Schmelzkäse mitnehmen und fragen, ob sie ihn auf deine Pizza streuen?

VEGANE KOCHBÜCHER

Du wirst überrascht sein, wie viele Bücher, vor allem Kochbücher, zur veganen Lebensart auf dem Markt erhältlich sind. Der Buchhandel bietet unter dem Suchwort ‚vegan' eine große Vielfalt an literarischen Wegbegleitern. Für jede Geschmacksrichtung ist etwas dabei. In guten Buchhandlungen liegen sicher auch ein paar Exemplare zum Blättern aus, so dass du dich wunderbar inspirieren lassen kannst. Wenn du nicht gleich ein Buch kaufen möchtest, wirst du wahrscheinlich auch in einer Bibliothek fündig. Schnell stellst du dann fest, dass die vegane Küche sehr vielfältig und großartig ist. Natürlich ist das Internet auch eine gute Quelle für tolle, kostenlose Rezepte. So lernst du ganz automatisch, wie man was ersetzt und was für Tipps und Tricks die anderen so auf Lager haben.

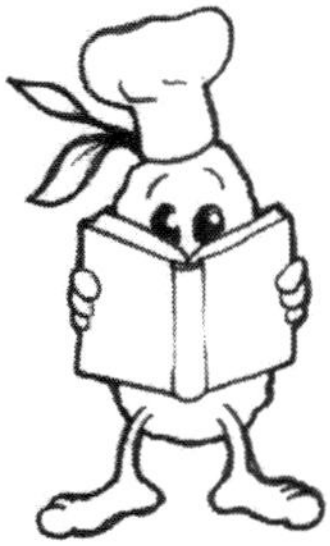

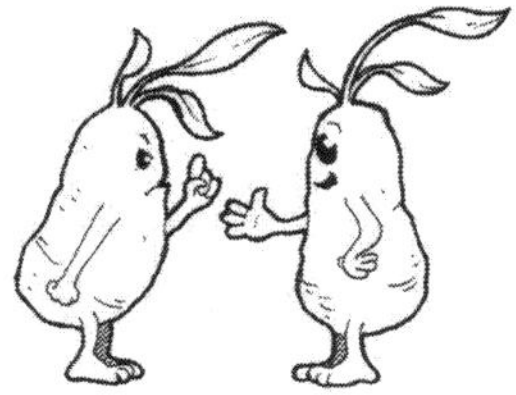

DISKUSSIONEN ENTSPANNT MEISTERN

Als Veganer wird man möglicherweise die Erfahrung machen, dass man hin und wieder mit dummen Sprüchen, Unverständnis, seltsamen Fragen, Ignoranz oder sogar mit Beschuldigungen und Beleidigungen konfrontiert wird. Meist stecken Unwissenheit, Unsicherheit, Angst oder auch das schlechte Gewissen des Gegenübers dahinter. Hinzu kommt, dass sich die wenigsten gerne eingestehen, dass sie vielleicht ihr ganzes Leben lang etwas ‚falsch' gemacht haben und dass die meisten das Thema vollständig verdrängen. Sie reagieren deshalb mit Ablehnung und Kritik.

Eigentlich sind es ja wir Veganer — wenn überhaupt — die bohrende Fragen stellen sollten: „Was, du isst noch Fleisch und trinkst Milch? Ist dir denn gar nicht bewusst, dass andere Lebewesen deswegen schrecklich leiden müssen und dass du zudem deine eigene Gesundheit damit gefährdest?" oder „Hast du als Allesesser denn gar keine gesundheitlichen Beschwerden?" oder

„Was kannst du denn bei all den aufkommenden Skandalen überhaupt noch essen?“ Diese und andere Fragen kannst du durchaus deinen Kritikern stellen.

Aus dieser Haltung heraus können wir ganz selbstbewusst und entspannt reagieren. Wir müssen uns ganz sicher nicht für unsere Lebensweise rechtfertigen, da ja gerade wir versuchen, niemandem zu schaden und uns meist sehr bewusst mit unseren Lebensmitteln auseinandersetzen.

Es ist generell empfehlenswert, über die Hintergründe der gesamten Thematik Veganismus gut informiert zu sein. So kannst du bei Diskussionen ganz locker mitmischen — wenn du das überhaupt möchtest.

Du solltest dir darüber im Klaren sein, dass es nicht einen einzigen zwingenden Grund dafür gibt, warum man weiterhin Tierprodukte konsumieren sollte. Bei einer wirklich sachlich geführten Diskussion kannst du am Ende nur der Gewinner sein. Lass dich am besten gar nicht erst auf Provokationen ein. Du wirst schnell unterscheiden können, wer sich ernsthaft für deine neue Lebensweise interessiert und wer einfach nur herumstänkern oder dich aufziehen will.

Der *Vegetarier-Bund* hat unter dem nachfolgenden Link einen sehr zu empfehlenden Diskussionsleitfaden herausgebracht:
www.vebu.de/einstieg/leitfaden-fuer-diskussionen

PROBLEME UND ZWEIFEL

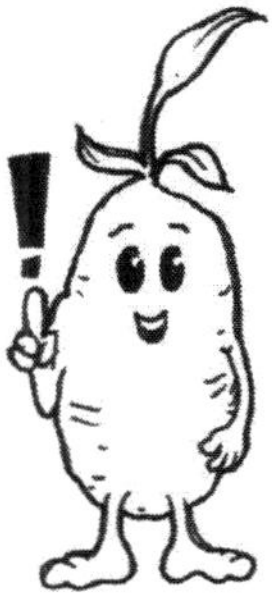

Sollten sich gelegentlich Zweifel breit machen, ob du wirklich auf dem richtigen Weg bist, schau dir doch den Film ***‚Earthlings'*** als Motivationshilfe an. Er ist kostenlos im Internet zu sehen, zum einen in der englischen Originalversion unter ***www.earthlings.com*** oder auf Deutsch unter ***www.earthlings.de***. Bei diesem Video in Spielfilmlänge handelt es sich um eine mehrfach ausgezeichnete Dokumentation, die das Verhältnis zwischen Natur und menschlichen Wirtschaftsinteressen auf sehr eindrucksvolle Weise beleuchtet. Nicht wenige, die sich den Film angesehen haben, sind dadurch zum Veganer geworden. Aus gegebenem Anlass muss ich allerdings darauf hinweisen, dass dieser Film für Kinder oder sensible Menschen nur bedingt geeignet ist.

Wenn dir die gesundheitlichen Aspekte einer veganen Ernährung am wichtigsten sind, kann dich der Film *‚**Gabel statt Skalpell**‘* sehr motivieren.

Sprich mit anderen drüber, in welchen Bereichen es dir schwer fällt, dich umzustellen. Wahrscheinlich erhältst du auf diesem Weg wertvolle Tipps, die dir vorher noch gefehlt haben.

Auch Bücher sind natürlich sehr hilfreich, um sich noch einmal zu vergegenwärtigen, aus welchen Gründen man vegan leben sollte und ursprünglich wollte. Bring dir in Erinnerung, was dich dazu gebracht hat, deine Lebensweise zu verändern. Was war der ausschlaggebende Punkt? Manchmal ist es nützlich, diese Dinge einmal für sich aufzuschreiben, um mehr Klarheit hinsichtlich der eigenen Motivation zu gewinnen.

Denke bitte immer an eins: Der Anspruch, von 0 auf 100 vegan sein zu wollen, ist sicherlich nicht in jedem Fall erstrebenswert. Bestimme dein eigenes Tempo, setz dich auf keinen Fall unter Druck. Taste dich erst einmal langsam heran, indem du beispielweise die Kuhmilch durch Pflanzenmilch oder beim Backen Eier durch Stärke ersetzt. Wenn du das Gefühl hast, dass es weiter gehen kann, dann wage dich an den nächsten Schritt heran. Und nicht vergessen: Das Ganze soll Spaß machen!

Selbst nach Jahren kann es unter Umständen passieren, dass man aus Versehen oder aus Unwissenheit etwas tut oder kauft, was nicht der veganen Lebensweise entspricht. Nach und nach wirst du in allen Bereichen immer sicherer werden, so dass du schnell merken wirst, dass es kinderleicht ist, vegan zu leben. Es ist sogar sehr wahrscheinlich, dass du eines Tages behaupten wirst, dass es eine der besten Entscheidungen deines Lebens gewesen ist. Nicht nur für dich und deine Gesundheit, sondern auch für andere Menschen, für die Tiere und für unsere Umwelt.

VEGANE STAMMTISCHE UND KONTAKTE

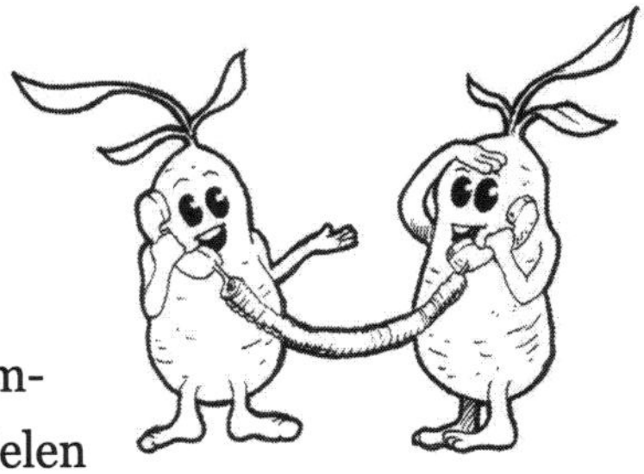

Solltest du nach weiteren Gleichgesinnten für den Erfahrungsaustausch suchen, dann empfiehlt sich ein Vegan-Stammtisch in deiner Nähe. In vielen

Städten finden sie regelmäßig statt, meist in veganen oder vegetarischen Restaurants, Cafés oder Kneipen. Sie bieten eine gute Gelegenheit, offene Fragen zu klären, neue Leute zu treffen, Tipps zu erhalten, an geplanten Aktionen teilzunehmen oder einfach nur lecker essen zu gehen. Jeder kann ganz unverbindlich hingehen. Die Stammtisch-Teilnehmer freuen sich immer, wenn neue Gesichter dabei sind und vor allem darüber, dass die vegane Bewegung wächst und gedeiht!

Im Internet kannst du auch Kontakt mit einem ‚Vegan Buddy' in deiner Nähe aufnehmen, der dir dabei behilflich ist, den Start ins vegane Leben zu erleichtern. Diese Starthelfer bieten dir an, Fragen zu beantworten, mit dir zusammen einzukaufen oder essen zu gehen, gemeinsam zu kochen und Gleichgesinnte zu treffen. Sie stehen dir also mit Rat und Tat zur Seite.

Zur Klärung von offenen oder neu aufkommenden Fragen kann es auch hilfreich für dich sein, in einem veganen Forum im Internet zu stöbern oder auch mitzumischen. Vielleicht hast du Lust, eine regionale Vegan-Gruppe zu kontaktieren oder zu gründen. Hier triffst du auf Menschen, die möglicherweise schon längere Zeit vegan leben und von deren Erfahrungen du profitieren kannst. Vielleicht packt dich auch das ganze

Thema und du engagierst dich mit der Gruppe gemeinsam, um die vegane Idee weiter zu verbreiten oder an verschiedenen Aktionen teilzunehmen. Die Vegane Gesellschaft Deutschland ist hierfür sicherlich eine mehr als geeignete Anlaufstelle.

TIERE AUS DEM TIERHEIM

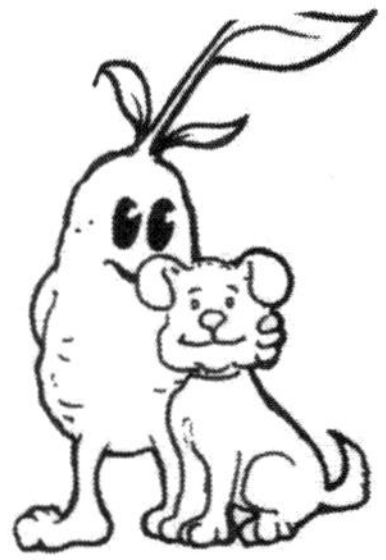

Generell ist sicher jede Tierhaltung zunächst kritisch zu sehen, so auch die der Haustiere. Weltweit sind die Tierheime jedoch stark überfüllt, viele Tiere aus Überpopulationen streunen herrenlos umher. So lange diese Zustände herrschen, macht es durchaus Sinn, dem einen oder anderen Tier die Möglichkeit für ein schöneres Leben zu bieten. Voraussetzung ist natürlich, dass man sowohl die nötige Zeit, ausreichend Platz für die Unterbringung als auch die finanziellen Möglichkeiten besitzt, sich ausreichend gut um ein Tier kümmern zu können. Jeder, der mit Tieren lebt, sollte Verantwortung im Hinblick auf unerwünschte und unkontrollierte Vermehrung seiner Schützlinge übernehmen. Sterilisation oder Kastration sollten daher selbstverständlich sein. Züchter oder Zoohandlungen zu unterstützen, denen es in erster Linie um den Profit oder um einen Vorzeige-Stammbaum geht, ist sicherlich nicht erstrebenswert.

VEGANE TIERNAHRUNG

Vorab möchte ich zu diesem oft hitzig diskutierten Thema sagen: Jeder sollte sich hierzu seine eigene Meinung bilden! Ich kann nur von meinen eigenen Erfahrungen berichten, die durchweg positiv sind und möchte natürlich niemandem vorschreiben, wie er sein Haustier ernähren soll.

Als ich anfing, mich selbst vegan zu ernähren, habe ich meinem damaligen Hund zunächst weiterhin fleischhaltiges Futter zum Fressen gegeben. Einer veganen Hundeernährung stand ich äußerst skeptisch gegenüber und sie kam für mich nicht in Frage. Nach einiger Zeit geriet ich jedoch in einen inneren Konflikt, weil ich eigentlich kein Fleisch mehr verfüttern wollte und startete meine Recherchen rund ums Thema ‚pflanzliche Kost für Hunde'. Wäre hierbei unterm Strich herausgekommen, dass ich durch die Ernährungsumstellung die Gesundheit meines Tieres möglicherweise gefährdet hätte, dann wäre ich bei dem bisherigen Futter geblieben. Überrascht stellte ich fest, dass die vegane Ernährung für den Allesfresser Hund sogar die optimale Ernährungsform ist. Immer vorausgesetzt, alle wichtigen Nährstoffe sind im Futter enthalten. Und das ist bei vielen veganen Futtersorten der Fall.

Mittlerweile leben auch meine jetzigen beiden Hunde vegan und erfreuen sich – ebenso wie der erste damals – bester Gesundheit. Die Umstellung war bei allen überhaupt kein Problem und das Futter wird sehr gerne gefressen. Zusätzlich zum Trockenfutter füttere ich sehr viel Rohkost, wie z.B. geraspelte Karotten, Bananen, Äpfel, Birnen oder Kokosraspeln. Bei meinen Hunden bin ich mir inzwischen sicher, dass sie bei der Wahl zwischen einem Stück Fleisch und einer Banane zielstrebig die Banane wählen würden. Sie sind ganz verrückt danach.

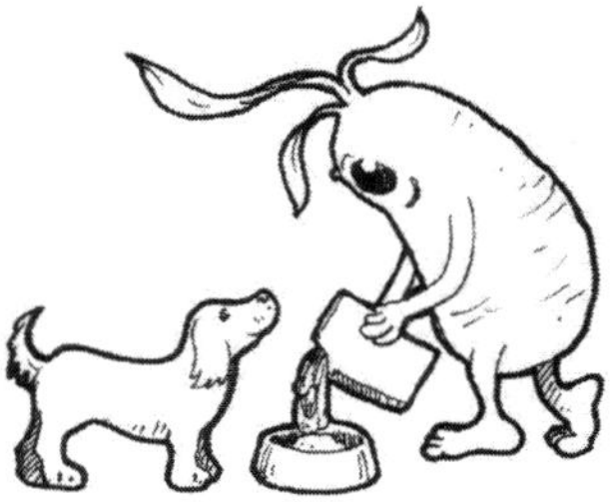

Bei den Hunden ist mir vor allem aufgefallen, dass das Fell sehr schnell zu glänzen begann und dass sich die Verdauung durch die Umstellung optimiert hat. Alle drei haben nicht ein einziges Mal Durchfall gehabt.

Oft werde ich damit konfrontiert, eine vegane Hundeernährung sei doch nicht ‚natürlich'. Aber ist es denn natürlich, dass wir Menschen überhaupt Hunde halten, dass wir sie an der Leine spazieren führen, in einem Körbchen schlafen lassen, sie bürsten, oder dass wir für die Tiere entscheiden, wann sie hinaus dürfen und etwas zu fressen bekommen?

Bei mir leben keine Katzen, jedoch berichten mir zahlreiche vegan lebende Freunde und Bekannte immer wieder, dass sie ihre Katzen völlig problemlos rein pflanzlich ernähren können. Natürlich ist auch bei diesen Tieren sehr wichtig, dass sie alle erforderlichen Nährstoffe erhalten. Gerade Taurin ist für Katzen lebensnotwendig – ein Umstand, dem vegane Fertignahrung bereits Rechnung trägt. Erstaunlich oft höre ich, dass den Katzen das herkömmliche Fleischfutter alternativ zum veganen Futter angeboten wird, wobei sich die Katze dann tatsächlich und eindeutig für das Letztere entscheidet. Viele Freigängerkatzen fangen draußen ihre Mäuse und fressen zu Hause veganes Futter.

Meiner Erfahrung nach machen sich gerade diejenigen, die ihre Haustiere vegan ernähren, sehr viele Gedanken darüber, welches das beste Futter für ihr Tier ist. Was hingegen im ‚normalen' Tierfutter steckt, darüber machen sich offensichtlich die wenigsten Menschen ernsthaft Gedanken, sonst würde es sicherlich nicht so häufig gekauft werden.

ENDE

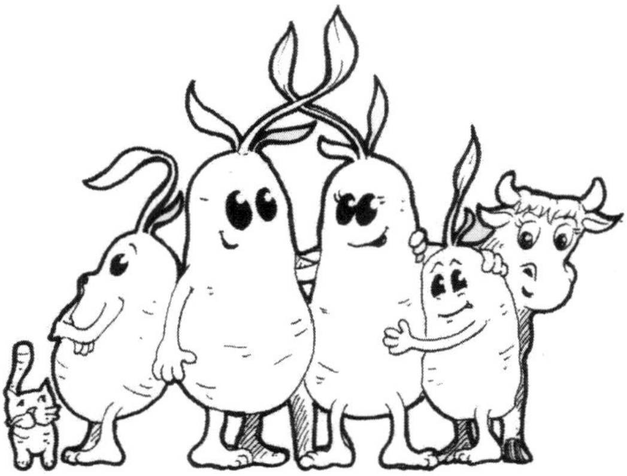

DANK & BITTE

Wäre es nicht fantastisch, würden noch viel mehr Menschen erfahren, wie einfach es ist vegan zu leben?

Es würde mich sehr freuen, wenn dieses Buch auch für dich ein Einstieg in veganes Lebensglück und in vegane Entdeckerlust ist. Schön wäre auch, wenn du dabei hilfst, dieses Buch bekannter zu machen und weiter zu verbreiten. Verschenke es, erzähle anderen davon, schreib Rezensionen für einen Blog oder eine Zeitung und bewerte mein Buch im Shop von Verlag 3.0 oder auch dort, wo du es gekauft hast!

Dabei kannst du auch gerne einen Hinweis auf die Buchbeschreibung der Verlagshomepage hinzufügen: ***www.buch-ist-mehr.de/buecher/1-2-3-vegan***

Der QR-Code führt direkt auf mein Autorenprofil beim Verlag 3.0. Hier findest du Hinweise zu meiner Person und zusätzlich informiere ich dich dort auch über Neuerscheinungen, damit du nichts verpasst.

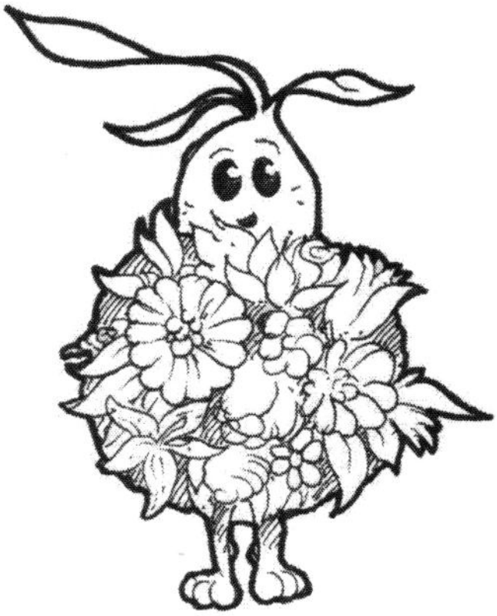

Ich danke dir sehr, dass du mein Buch gelesen hast. Der Gedanke, dass ich einen kleinen Beitrag dazu leisten kann, anderen den Einstieg in diese neue Lebensweise zu erleichtern, zaubert ein zufriedenes Lächeln auf mein Gesicht!

Schaffen wir zusammen viele lächelnde Gesichter und verbreiten gemeinsam die vegane Idee!

Jasmin Schönberg

ÜBER DIE AUTORIN

Jasmin Schönberg, Jahrgang 1977, ist Grundschullehrerin und Autorin. Bereits als Teenager begann sie, sich vegetarisch zu ernähren und engagiert sich seither vor allem für die Rechte der Tiere. Durch die ständige Auseinandersetzung mit Fragen verantwortlicher Lebensführung entdeckte sie für sich 2009 die vegane Idee. Zusammen mit ihrem Partner, den beiden Hunden Nanuk und Tony sowie ihrem Frettchen Foxy genießt sie heute das vegane Lebensglück in der Natur des schönen Harzes.

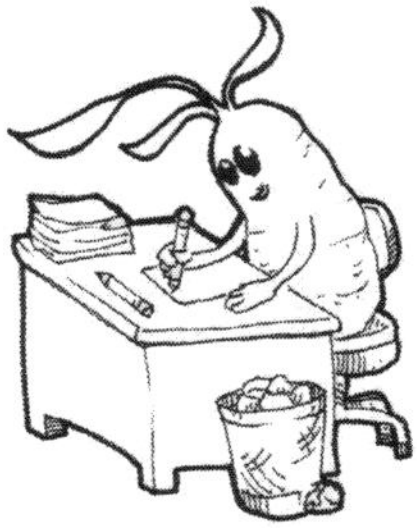

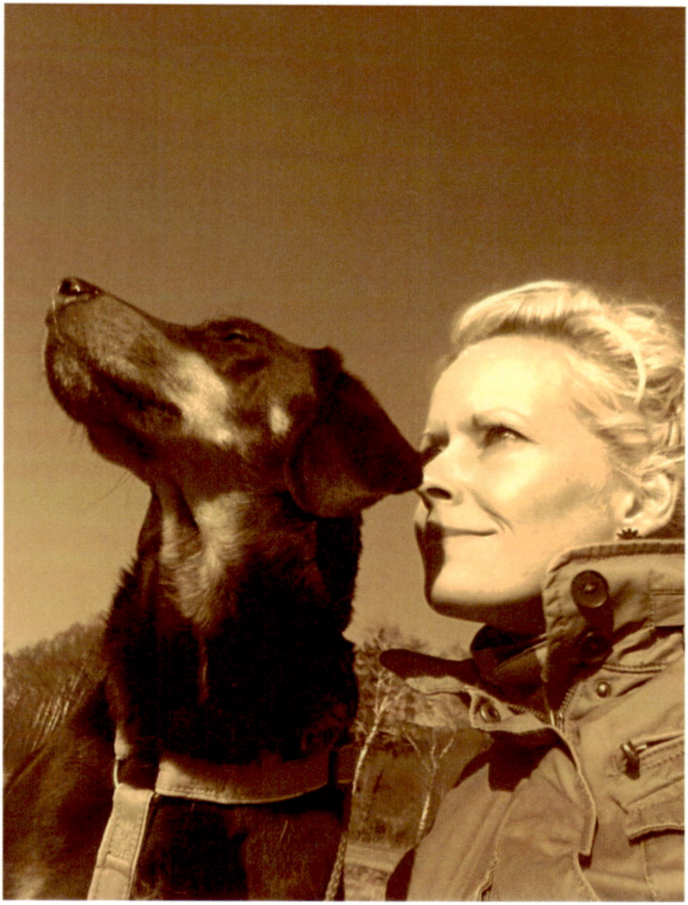

LITERATUREMPFEHLUNGEN

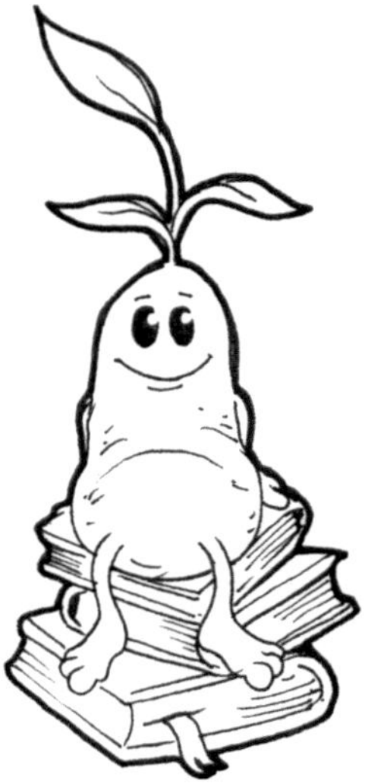

Die nachfolgenden Hinweise sind, wie bereits in der Überschrift erwähnt, Empfehlungen. Sie erheben keinen Anspruch auf Vollständigkeit.

Boie, Kirsten und Waechter, Philip:
Josef Schaf will auch einen Menschen
2006, Oetinger Verlag Hamburg

Bretsch, Katharina:
1. Kochen ohne Tiere – Vegan Genießen
2. Süsses ohne Tiere – Vegan Kochen und Backen
2012+2014, Christian Verlag GmbH München

Campbell, T. Colin und Campbell, Thomas M.:
China Study. Die wissenschaftliche Begründung für eine vegane Ernährungsweise
2011, Verlag Systemische Medizin Regensburg

Cronberg, Marsili:
Wie ich verlernte, Tiere zu essen
2011, Echo Verlag Göttingen

Dahlke, Dr. Ruediger:
Peace Food
2011, Gräfe und Unzer Verlag München

Duve, Karen:
Anständig essen – Ein Selbstversuch
2010, Goldmann Verlag München

Eckstein, Angelika:
Vegane Weihnachtsbäckerei – Vollwertige Rezepte
2010, Pala Verlag Darmstadt

Foer, Jonathan Safran:
Tiere essen
2012, Kiepenheuer und Witsch Köln

Freedman, Rory:
Skinny Bitch
1. Die Wahrheit über schlechtes Essen, fette Frauen und gutes Aussehen – Schlanksein ohne Hungern
2. Das Kochbuch: Köstliche Rezepte für gesunden Genuss und eine tolle Figur – Schlanksein ohne Hungern
2008+2009, Goldmann Verlag München

Heimroth, Annette und Bornschein, Brigitte:
Vegan & Vollwertig genießen
2011, W. Hädecke Verlag Weil der Stadt

Hickman, Leo:
Fast nackt – Mein abenteuerlicher Versuch, ethisch korrekt zu leben
2008, Piper München/Zürich

Hildmann, Attila:
Vegan for fit. Die Attila Hildmann 30-Tage-Challenge
2012, Becker Joest Volk Verlag Hilden

Joy, Melanie:
Warum wir Hunde lieben, Schweine essen und Kühe anziehen. Karnismus – eine Einführung
2013, compassion media Münster

Kaldewey, Christina:
Vegane Küche für Kinder – Einfach lecker für kleine Entdecker
2012, compassion media Münster

Kaminski, Katja und Schlunz:
Die geschenkte Freiheit
2012, Fair-Antispe-Fashion Wien

Kaufmann, Sarah:
vegan guerilla – die revolution beginnt in der küche
2011, compassion media Münster

Kügler-Anger, Heike:
Käse veganese – Milchfreie Alternativen zur Käseküche
2008, Pala-Verlag Darmstadt

Vegan grillen: Köstliche Rezepte fürs Grillvergnügen
2012, Pala Verlag Darmstadt

Vegan unterwegs – Schnell zubereitet und verpackt für Schule, Beruf und Freizeit
2009, Pala Verlag Darmstadt

Meyer, Ron:
Vegan Essen, Reisen, Einkaufen,
Bezugsquelle: www.veganfreundlich.org

Müller, Insa-Christina und Bulk, Alexander:
Schweinchen Hugo reißt aus
2012, compassion media Münster

Peden, James A.:
Vegetarische Hunde- und Katzenernährung
2003, Echo Verlag Göttingen

Pierschel, Marc:
Vegan! Vegane Lebensweise für alle
2011, compassion media Münster

Proctor, Reuben und Thomsen, Lars:
veganissimo 1 – tierliche inhaltsstoffe und ihre alternativen
2012, sicht verlag Kiel

Robbins, John:
Food Revolution
2003, Conari Press, San Francisco

Rollinger, Maria:
Milch besser nicht
2011, JOU-Verlag Trier

Roth, Ruby:
1. Warum wir keine Tiere essen – Ein Buch über Veganer, Vegetarier und alles Lebendige
2. Vegan aus Liebe – Fass dir ein Herz und werde aktiv
2010+2012, Echo Verlag Göttingen

Rütting, Barbara:
Vegan und vollwertig – Meine Lieblingsmenüs
für Frühling, Sommer, Herbst und Winter
2013, nymphenburger Müchen

Schmidauer, Elisabeth:
Als die Tiere den Zoo verließen
1997, Thienemann-Esslinger Verlag Stuttgart

Steen, Celine und Newman, Joni Marie:
Vegan kochen – So klappt die Umstellung: 200 Rezepte und ausführliche Liste veganer Alternativen
2012, Dorling Kindersley Verlag München

Silverstone, Alicia:
Meine Rezepte für eine bessere Welt: Bewusst genießen, schlank bleiben und die Erde retten – Mit 120 veganen Gerichten
2011, Arkana Verlag München

Unterweger, Kristina und Pöschl, Arnold:
Vegan kochen – Einfach – gesund – laktosefrei
2011, Verlag Neun Zehn Berlin

Vagedes, Christian:
veg up: die veganisierung der welt
2011, sicht verlag Kiel

Wonderland, Kim:
Vegan Wondercakes – Zuckersüße Backideen und feinste Tortenkunst
2010, compassion media Münster

HILFREICHE INTERNETSEITEN

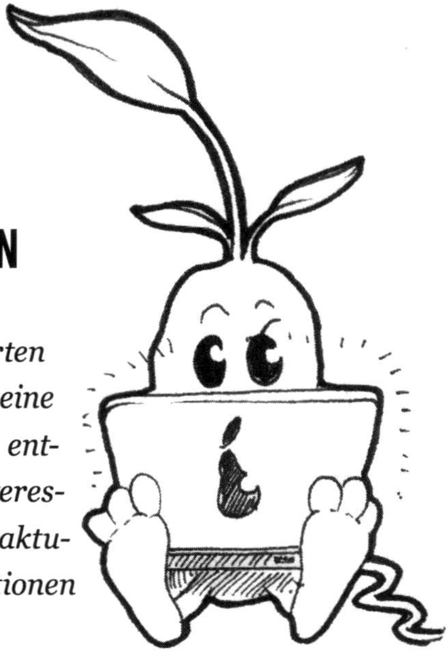

Die hier aufgeführten Internetseiten sind eine Anregung. Täglich entstehen neue und interessante Seiten, die aktualisierte Informationen bereitstellen.

www.deutschlandistvegan.de
Alles rund um die vegane Lebensweise.

www.peta.de
Die weltweit größte Tierrechtsorganisation – u.a. auch viele Infos über die vegane Lebensweise.

www.provegan.info
Infos über die vegane Lebensweise und die positiven Auswirkungen. Tipp: Hier kannst du dir kostenlos – auch zum Weitergeben oder Auslegen – in beliebiger

Stückzahl zwei verschiedene Vegan-Broschüren bestellen.

www.rezeptefuchs.de
Vegane Rezepte- und Produktdatenbank.

www.tolstore.de
Versandhandel für vegane Kosmetik- und Haushaltsartikel, 3% des Warenwertes gehen als Spende an eine Hilfsorganisation nach Wahl des Kunden.

www.vegan.de
Umfangreiche Info-Seite mit vielen Foren.

www.vegane-gesellschaft.org
Gemeinnützige Organisation, die sich für die friedliche Veganisierung aller Lebensbereiche einsetzt.

www.veganekinder.de
Infos für vegane Kinder und Eltern.

www.veganese.de
Umfangreicher Vegan-Versand.

www.veggie-hotels.de
Veganer Urlaub weltweit über die Detailsuche.

www.wg-gesucht.de
Unter ‚WG-Details' ‚vegetarisch/vegan' anklicken und nach veganen Wohngemeinschaften suchen, wo dich im Kühlschrank keine bösen Überraschungen erwarten!

www.v-heft.de/veganbuddy

Ich bitte um Verständnis, dass ich die Inhalte der im gesamten Buch aufgeführten Buch-, Internet- und Film-Empfehlungen nicht fortlaufend überprüfen kann. Für die Inhalte übernehme ich daher keine Verantwortung.

FILM-TIPPS

www.earthlings.de
Doku in Spielfilmlänge, auf *Youtube* gibt es inzwischen eine Version mit deutschem Unterton

‚Gabel statt Skalpell'
Dokumentarfilm des unabhängigen Filmemachers Lee Fulkerson, 2011

‚Risikofaktor Milch'
auf www.youtube.com
Informativer Vortrag von Professor Dr. Walter Veith.

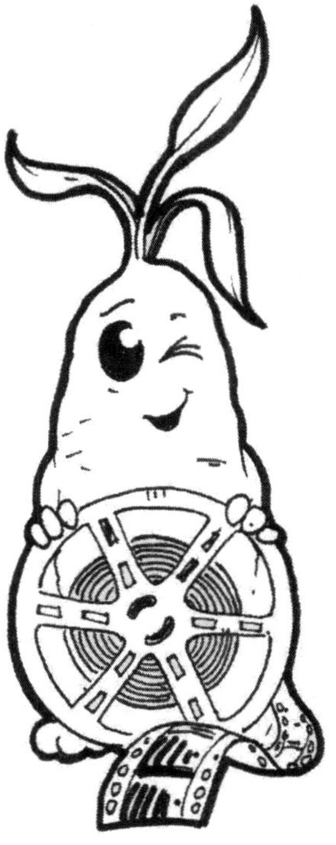

Empfehlungen aus dem Verlagsprogramm

Verlag 3.0

Du bist ein Juwel

Entdecke die Lebenskraft der Liebe in Dir

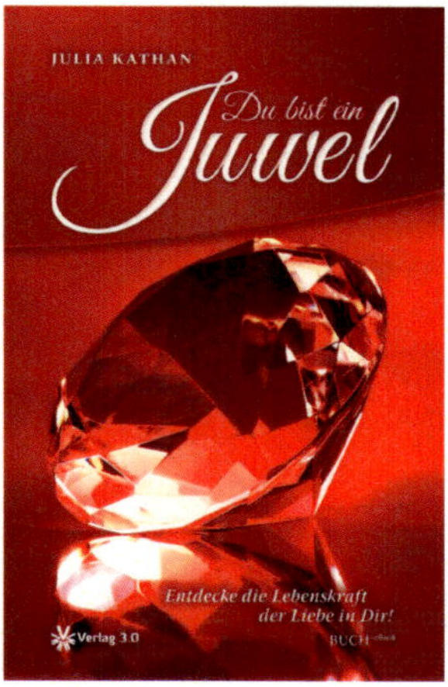

Der Wunsch nach liebevollen Beziehungen inspiriert zu einer Revolution des Herzens, die bei jedem Einzelnen selbst beginnt: Erkenne, wer du wirklich bist, schenke dir Selbstliebe und Mitgefühl für alles, was du erlitten und noch nicht geheilt hast. Die Integration von Licht- und Schattenteilen als Bestandteil dieser Entwicklung belohnt das Abenteuer der persönlichen Schatzsuche mit fundamentaler Freiheit und grenzenloser Liebe. Die meditative Widmung an die Schatzkammer des Herzens erweitert unseren Liebesradius und krönt unsere Beziehungen zu Kunstwerken der Liebe.

Die Lebenskraft der Liebe erstrahlt in uns, wenn wir unsere Selbstliebe aktivieren und anderen unser Mitgefühl schenken. Das Schlüsselwort, um den eigenen Palast des Lichts zu betreten, heißt Widmung. Damit Selbstliebe nicht nur ein Wort bleibt, unterstützen kleine meditative Übungen, im Buch „Lotus Fokus“ genannt, den Zugang zur Quelle in dir.

Julia Kathan

Du bist ein Juwel – Entdecke die Lebenskraft der Liebe in Dir

Ratgeber Lebenshilfe

ISBN 978-3-95667-095-4

Eine Reise ins Licht

Eine schamanische Reise

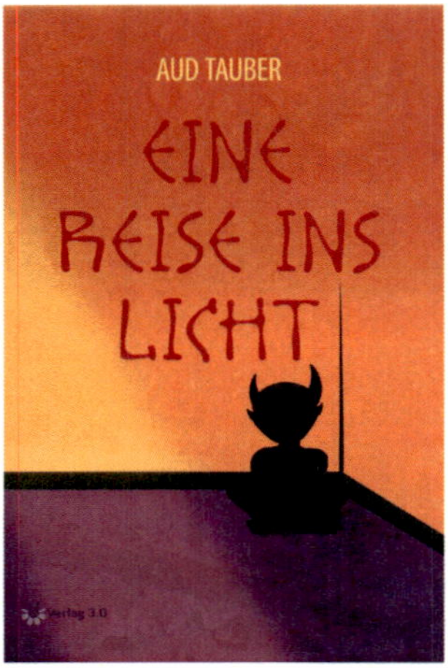

Doch dann sah er sie! Eine kleine Gestalt, sie hockte in einer Ecke des Zimmers und starrte ihn an, ohne ein Wort zu sagen. Sie saß da, zitternd und lauernd. Er wusste nicht, was er tun sollte. Die Angst wollte ihm nicht aus den Gliedern weichen. Was hatte es mit dieser Gestalt auf sich?

Er sah nur verschwommen, was nicht nur an der Dunkelheit liegen konnte. Dann begann dieses zitternde Häuflein Elend zu sprechen ...

... und eines Tages, in ferner Zeit, werden wir die Angst überwunden haben und alles wird Liebe sein ?!

Eine schamanische Reise von Aud Tauber, auch handgebunden erhältlich. Das Büchlein wird von der Autorin selbst gebunden, ebenfalls ist das Cover von Hand gearbeitet. Bei Interesse wenden Sie sich bitte an den Verlag.

Aud Tauber

Eine Reise ins Licht – Eine schamanische Reise

Ratgeber Lebenshilfe

ISBN 978-3-95667-024-4

Sei einfach und Du wirst

Ein Erkenntnismärchen für Erwachsene

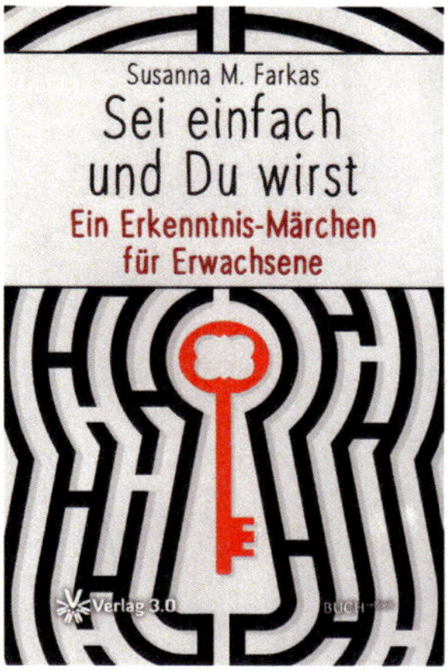

Ist es wichtig zu wissen, wer oder was wir sind? Oder ist dies eine Frage, die keine Antwort braucht bzw. sucht? Ist es wichtig zu wissen, was wir von uns glauben und ob das Geglaubte mit unserem tatsächlichem Wesen im Einklang ist? Oder ist es vollkommen unwichtig zu wissen, ob man in Wirklichkeit ein Papagei und kein Huhn ist?

In dem Buch „Sei einfach und Du wirst" gibt es sieben Geschichten. Sieben Tiergeschichten, die alle auf ihre ganz eigene Art und Weise unterschiedliche Leidenswege zeigen. Die Haupt- und uns durch alle Geschichten begleitende Figur ist der Esel Vincent. Vincents Bestreben ist es, zu einem wundervollen Hengst zu werden. Weitere Darsteller sind Conrad der Hengst, der aus „Unwissenheit" über sein Wesen zu einem Hengst werden möchte; die Schnecke Augustine, die unter Rennmäusen aufwuchs; der weiße Rabe Jonas, der nicht auffallen möchte; Charlie das Zebra, das glaubt ein Esel zu sein und sich für sein Esel-Sein schämt; die Giraffe Marta mit dem viel zu kurzem Hals und die vereselte Schildkröte Piggie.

Susanna M. Farkas

Sei einfach und Du wirst
– Ein Erkenntnismärchen für Erwachsene

Erkenntnismärchen

ISBN 978-3-95667-057-2

Verlag 3.0